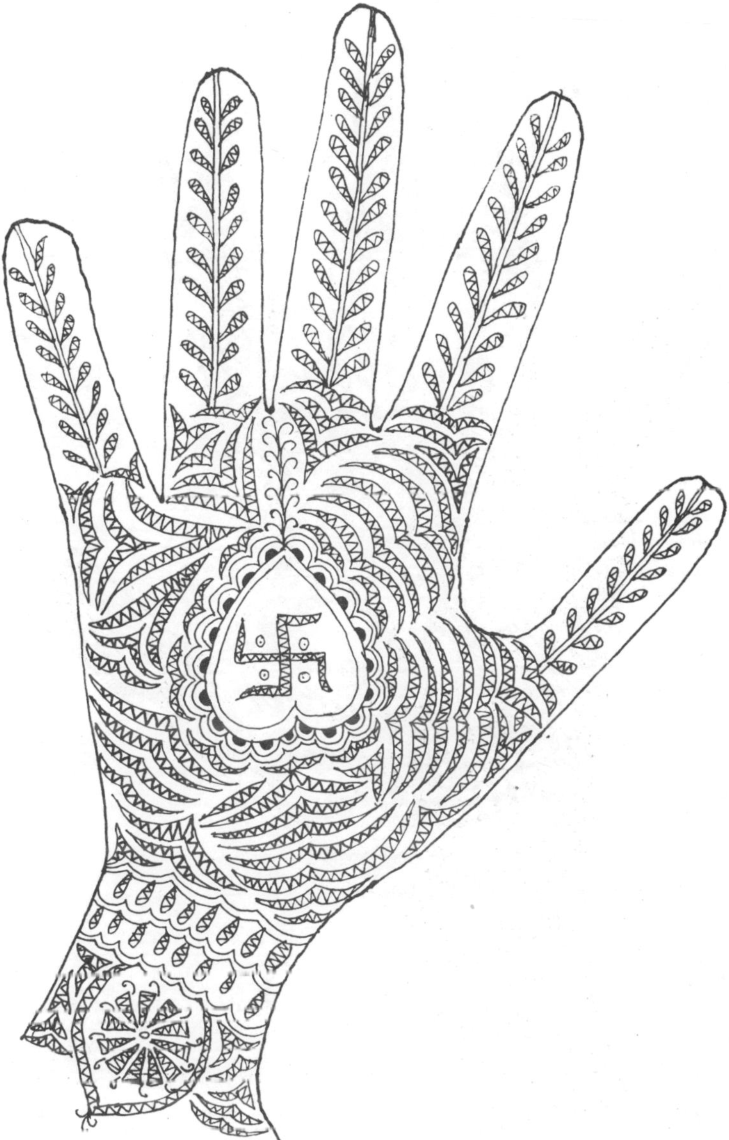

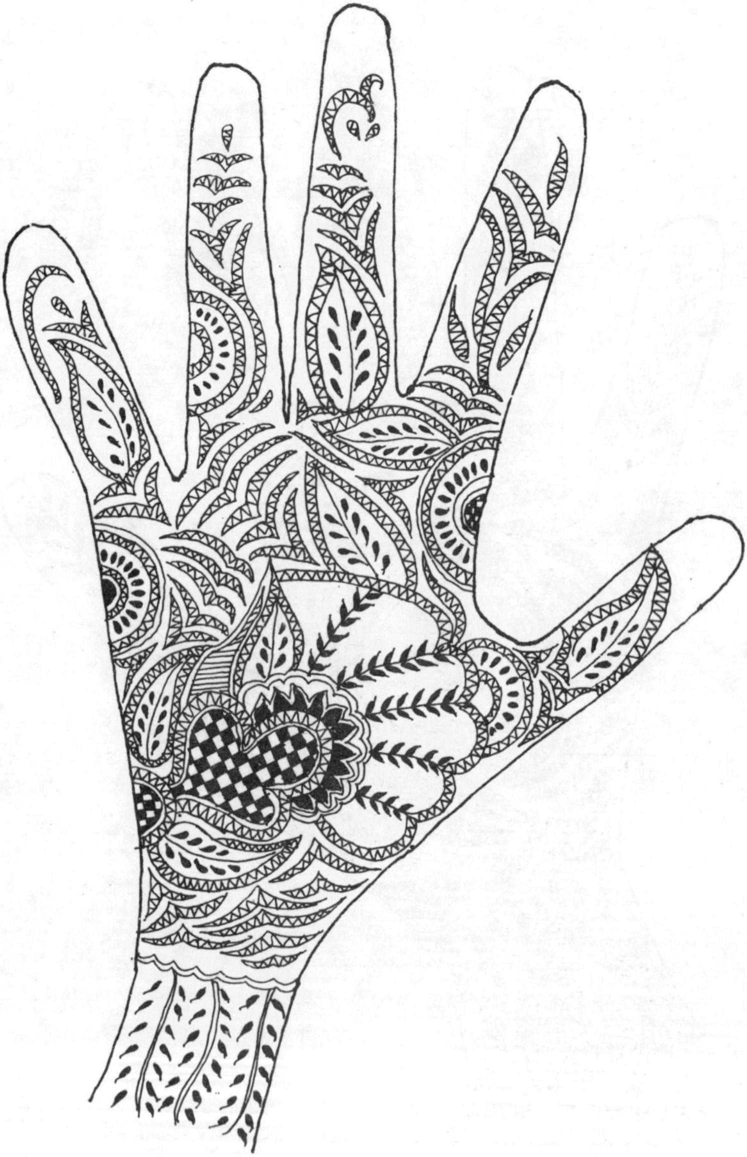

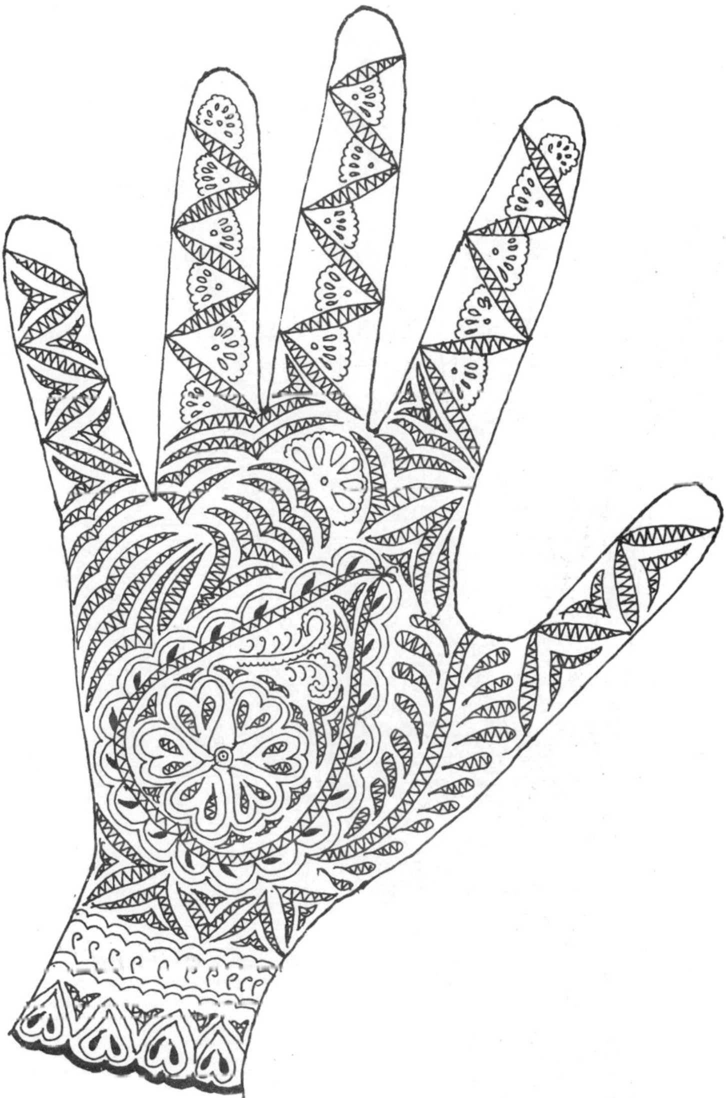

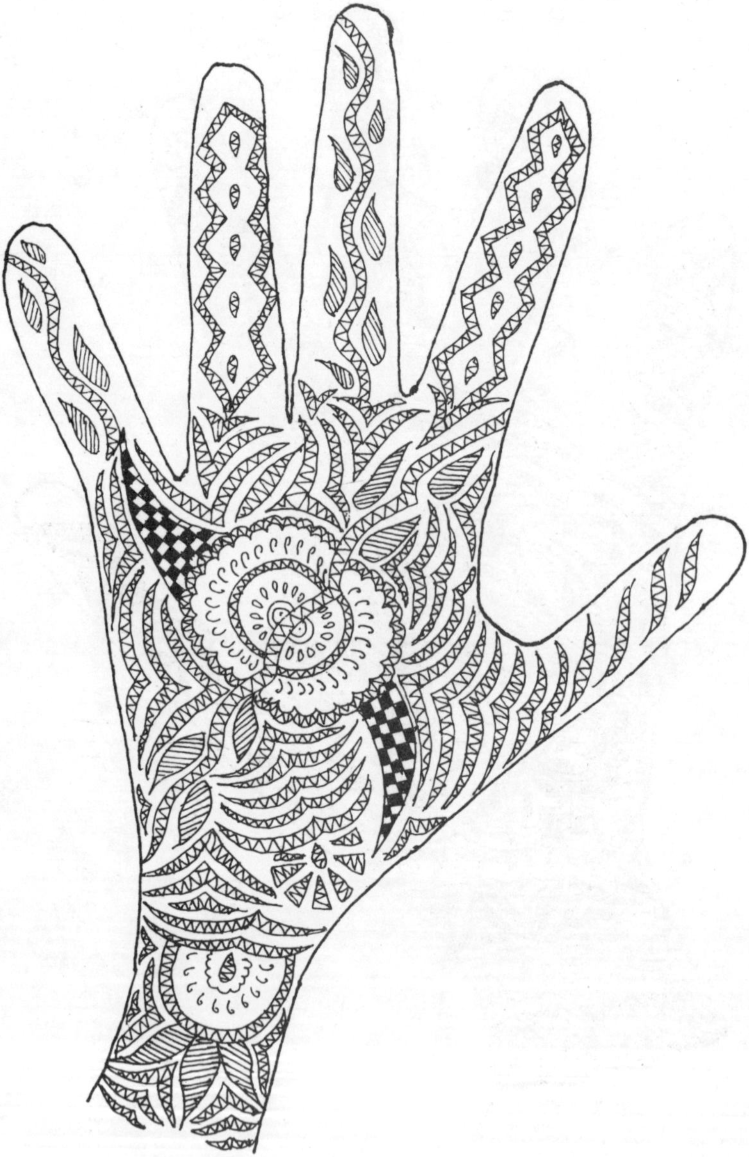

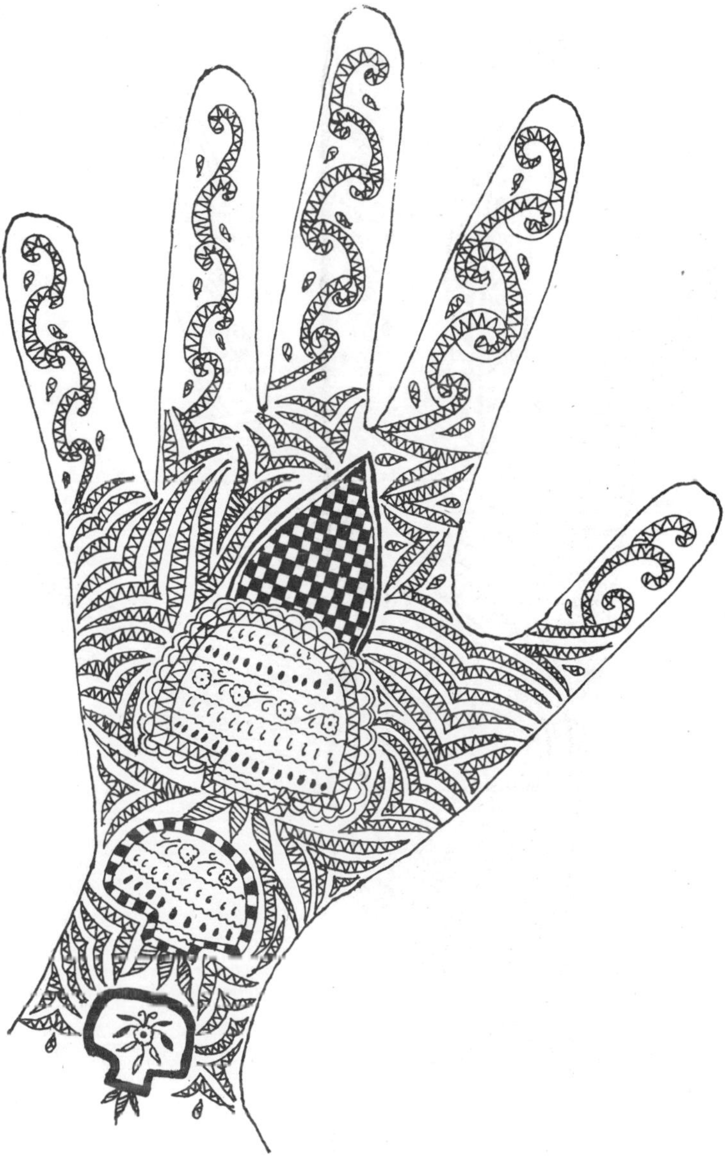

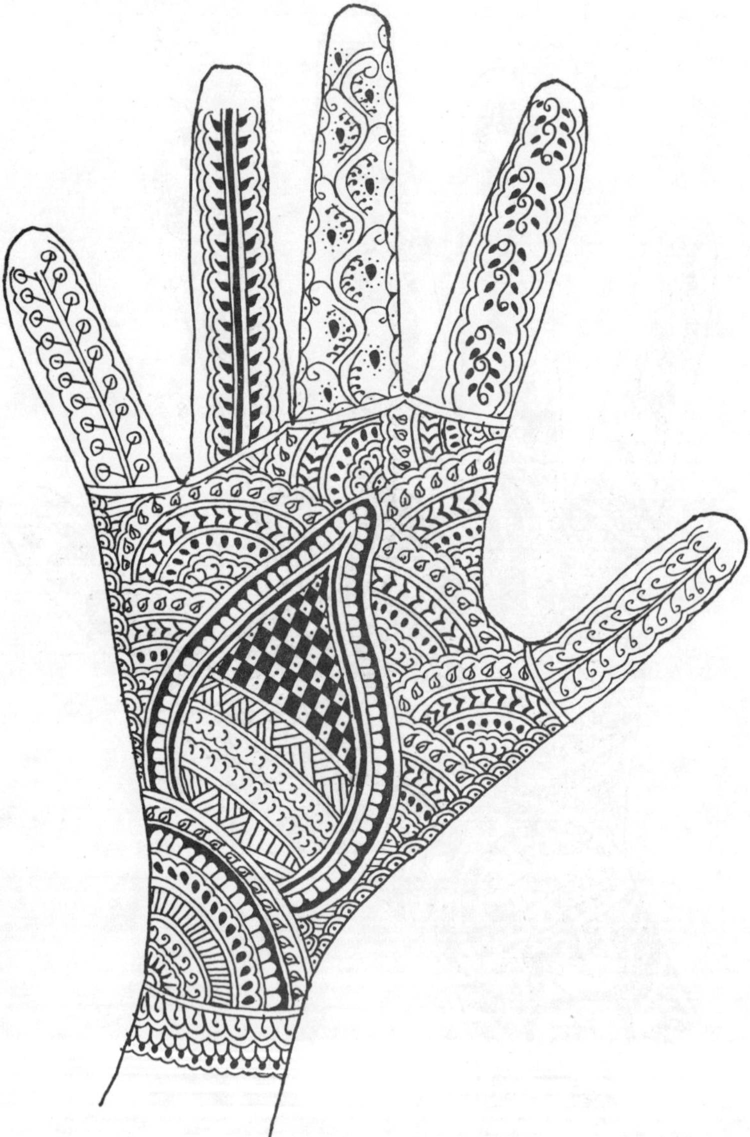

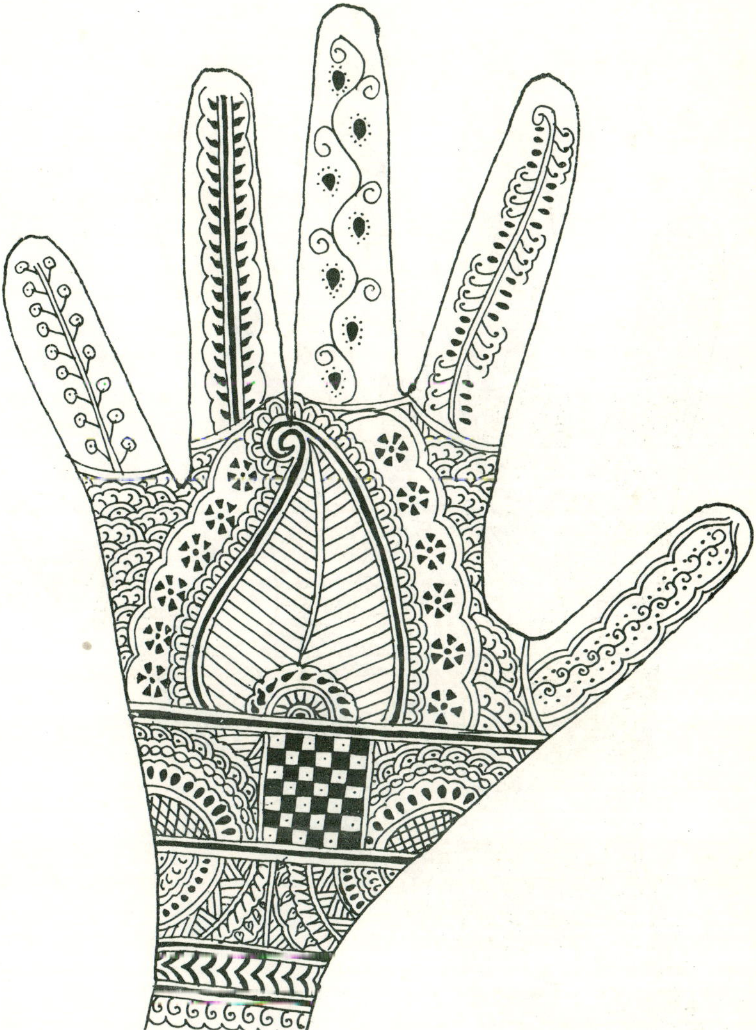

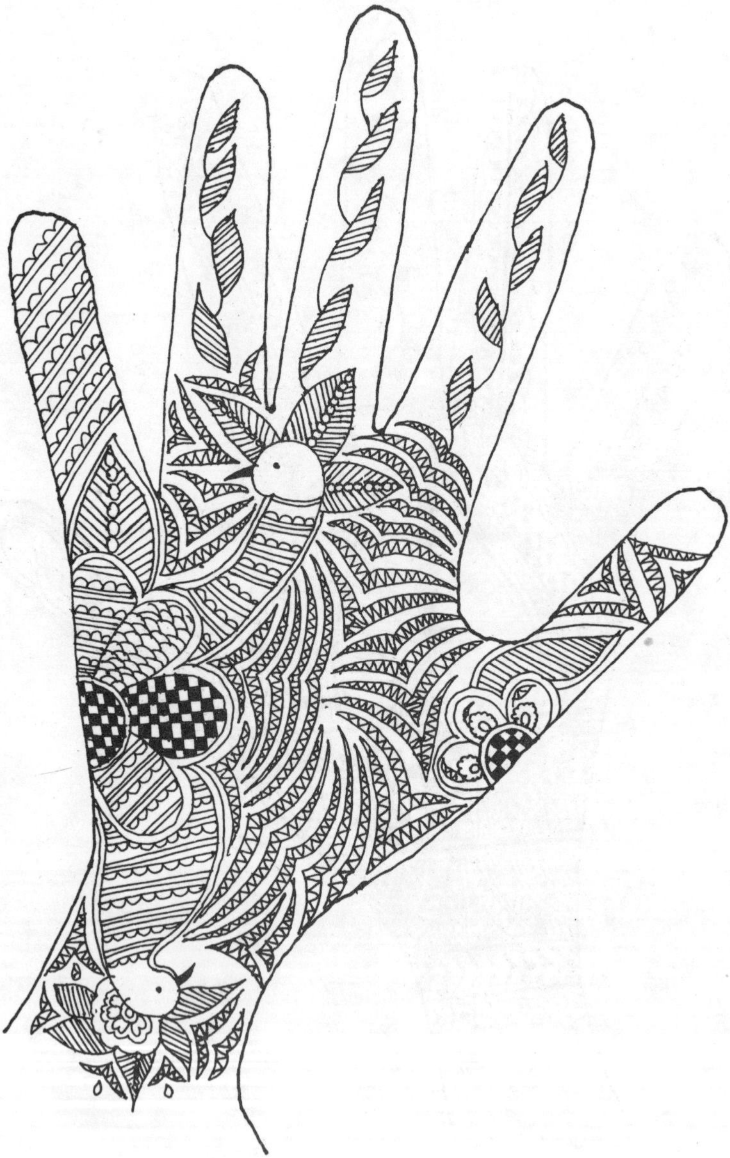

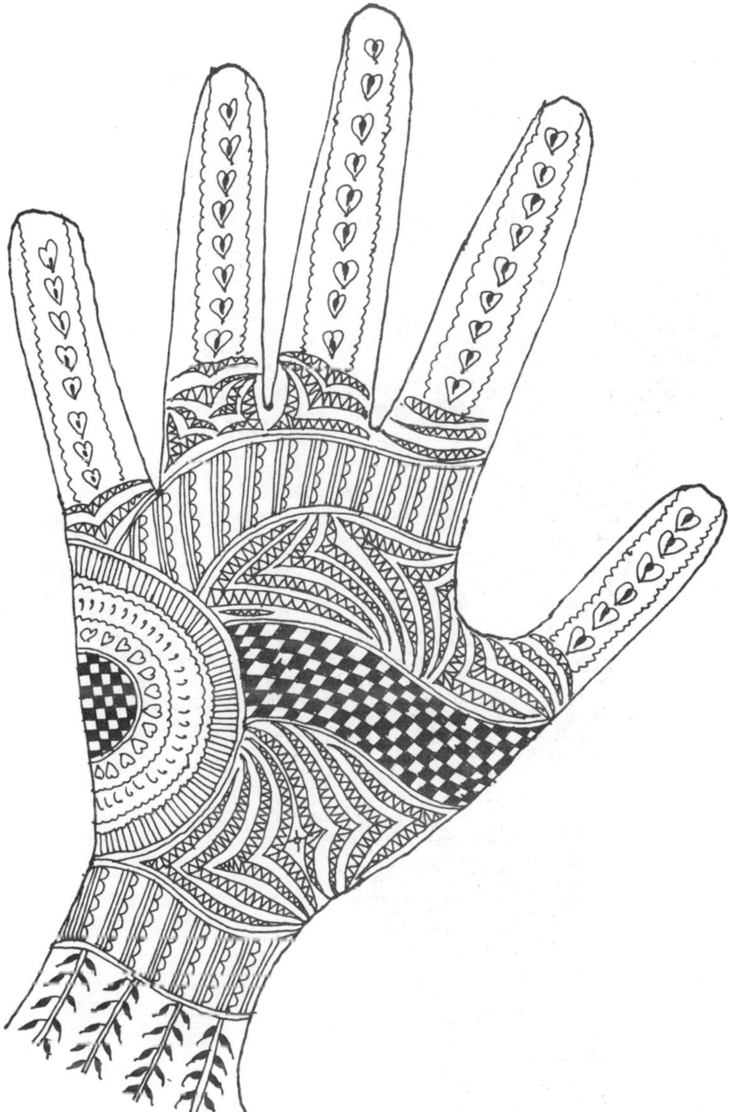

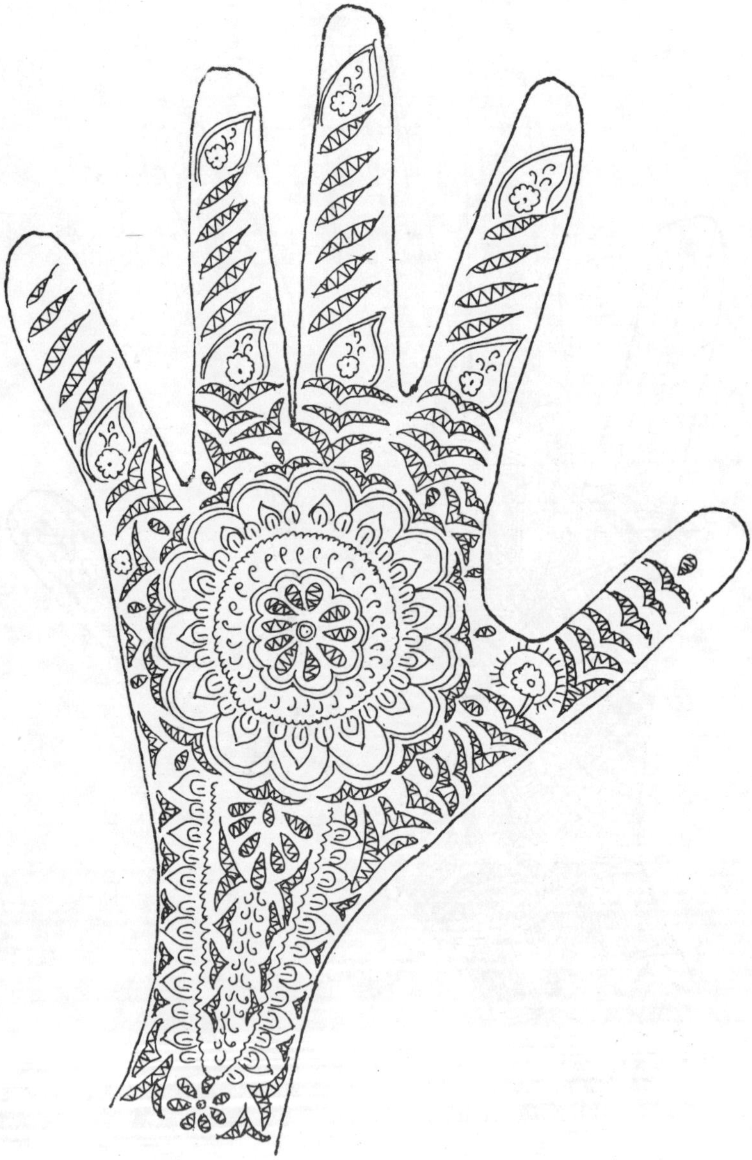

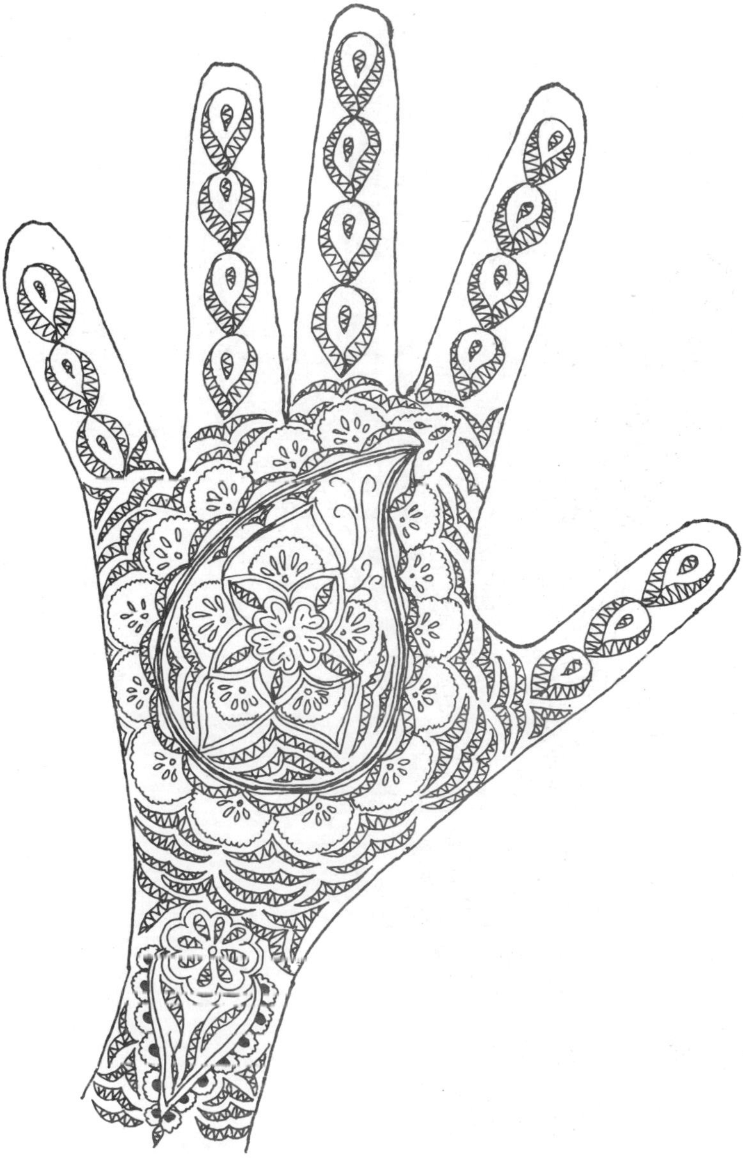

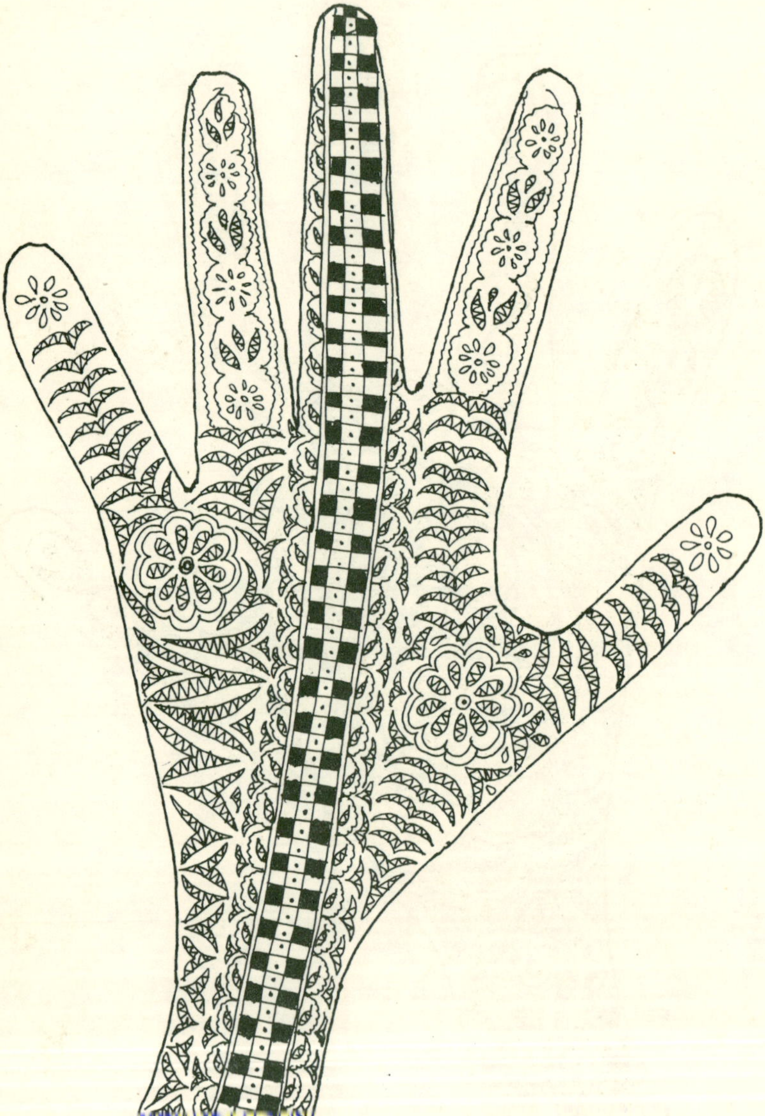

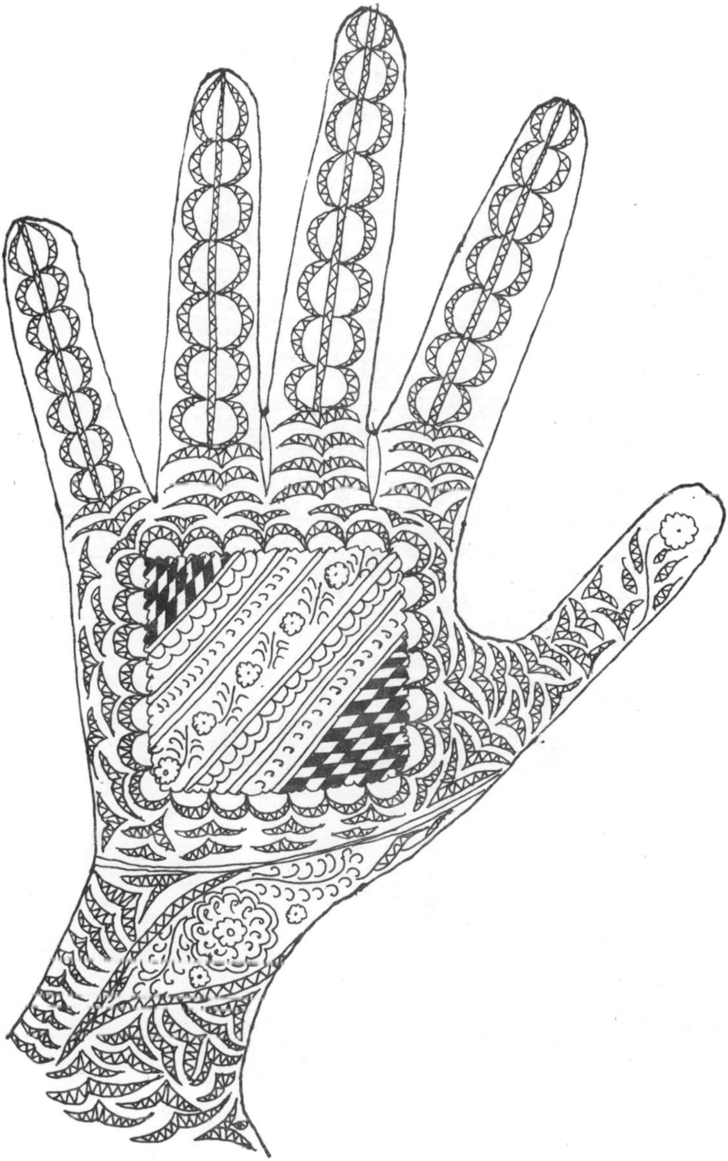

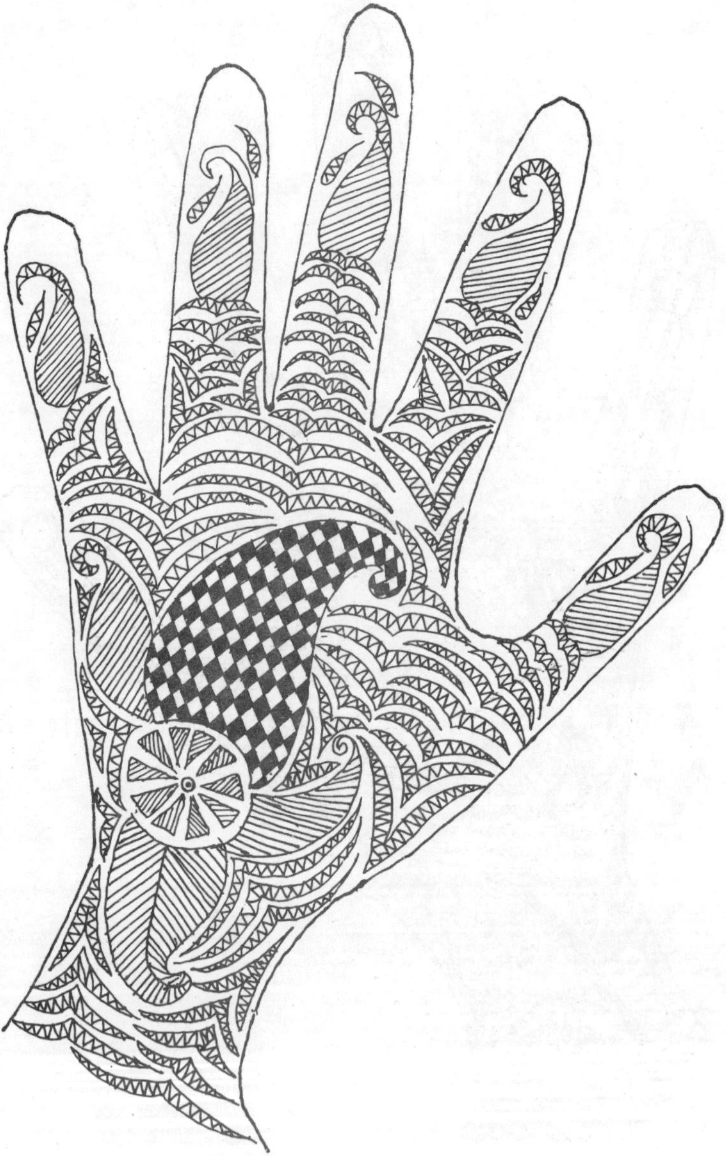

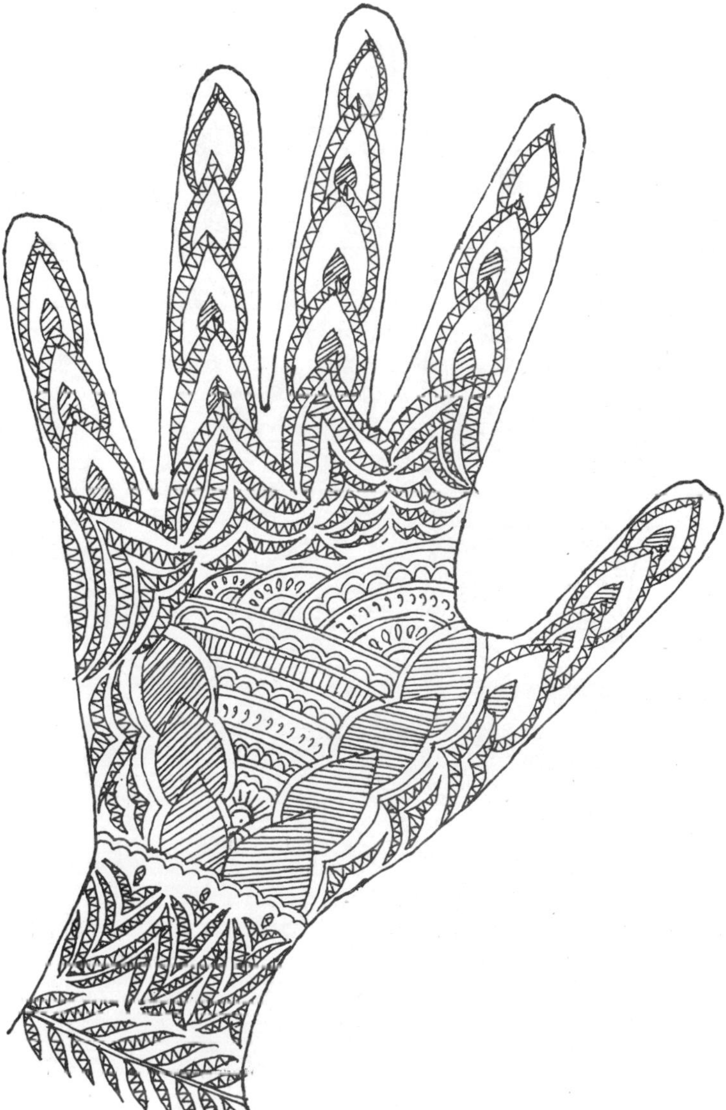

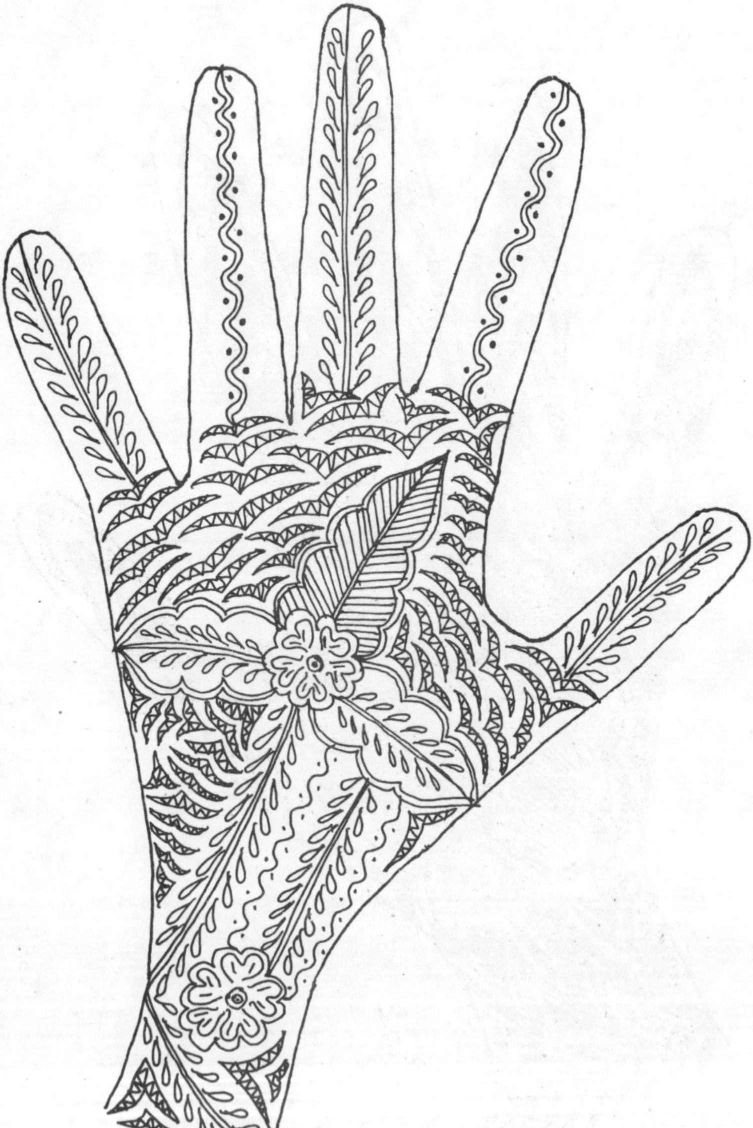

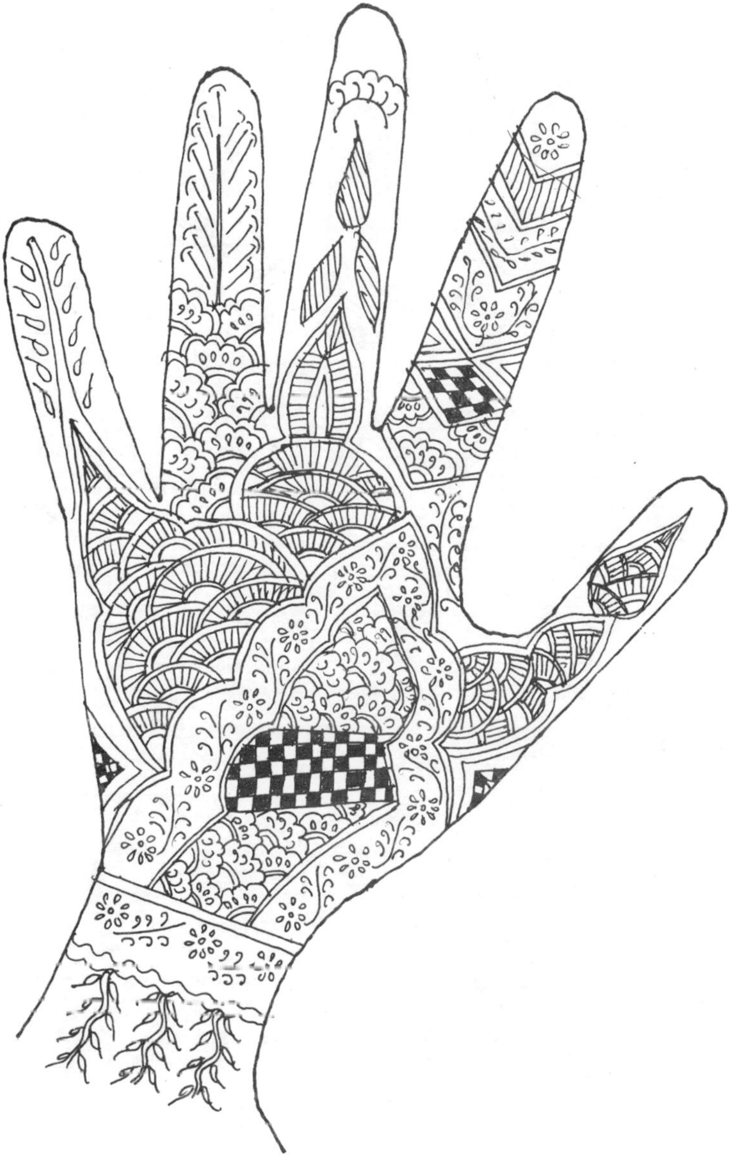

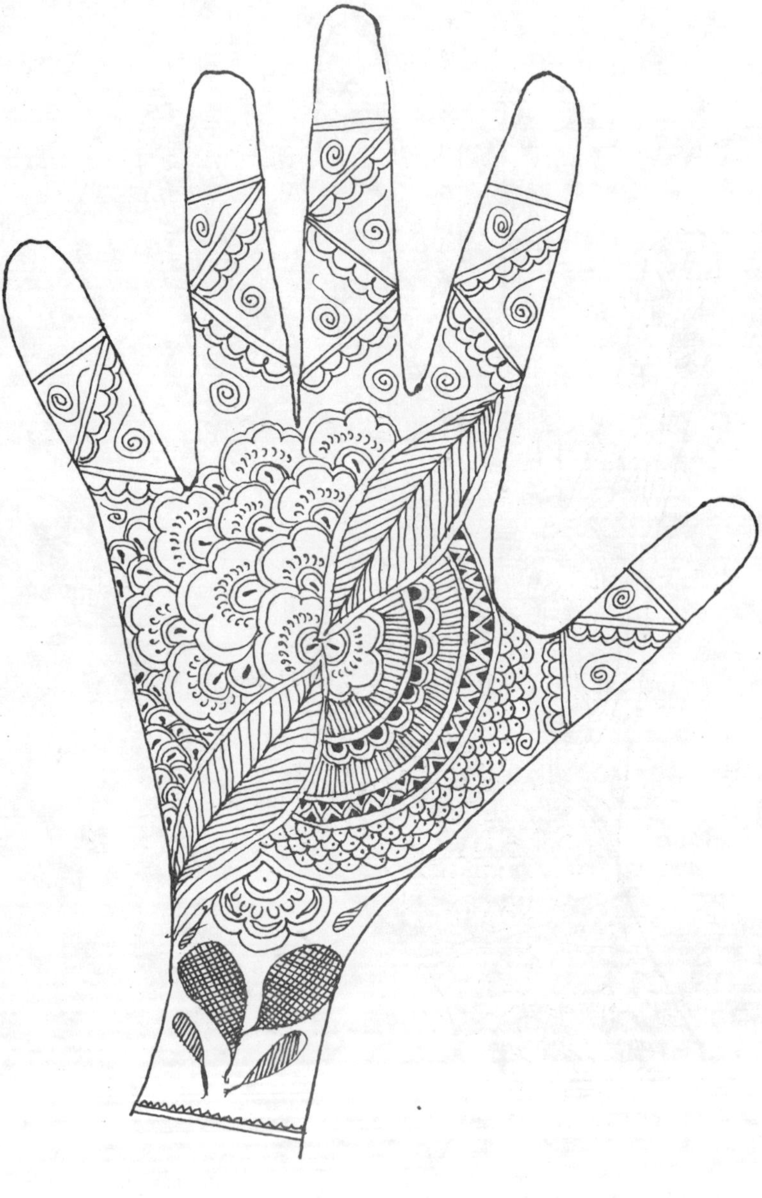

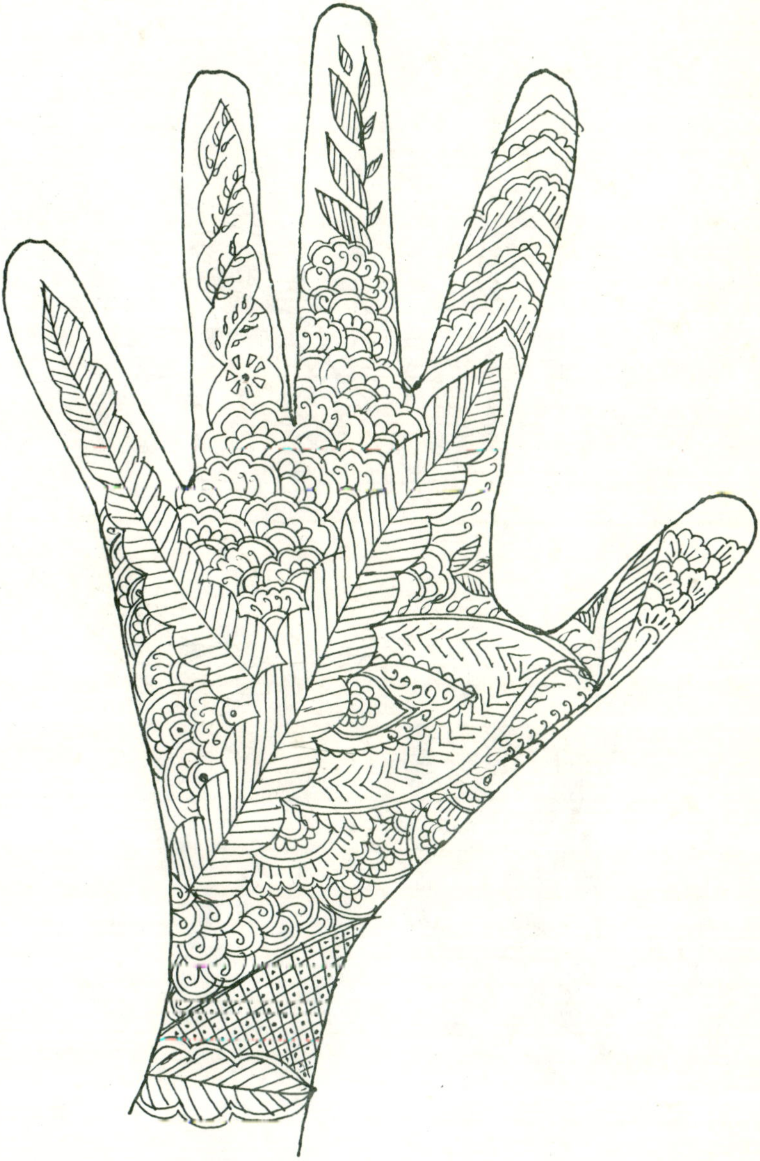

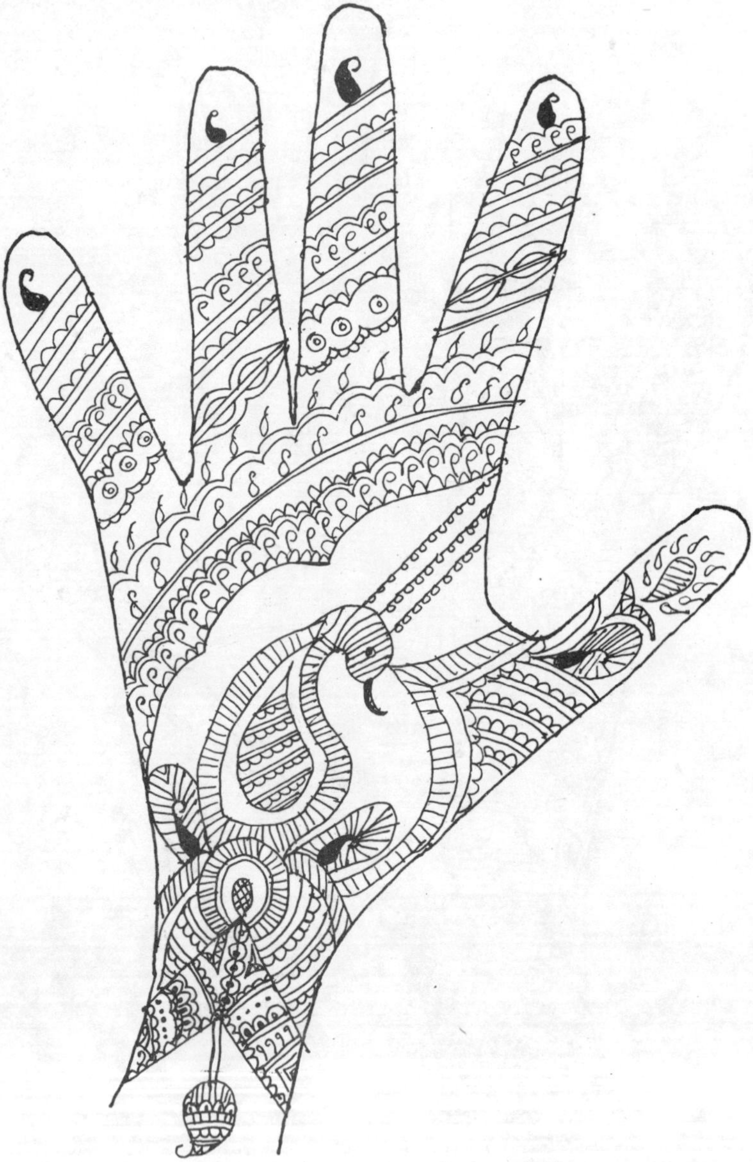

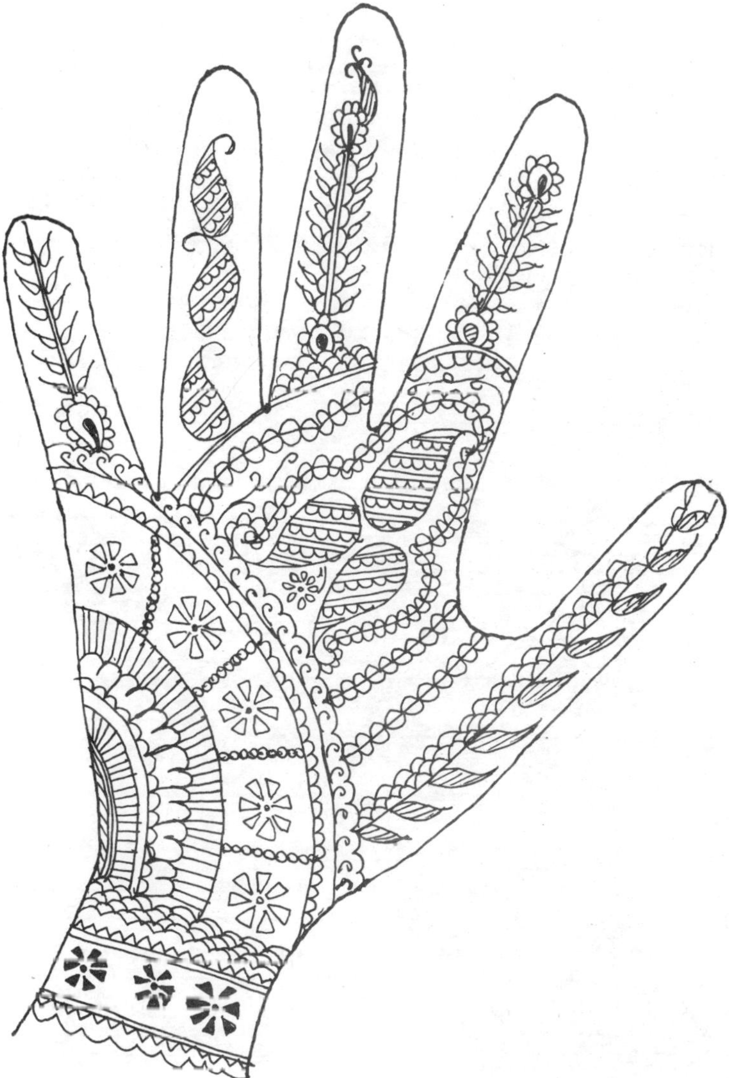

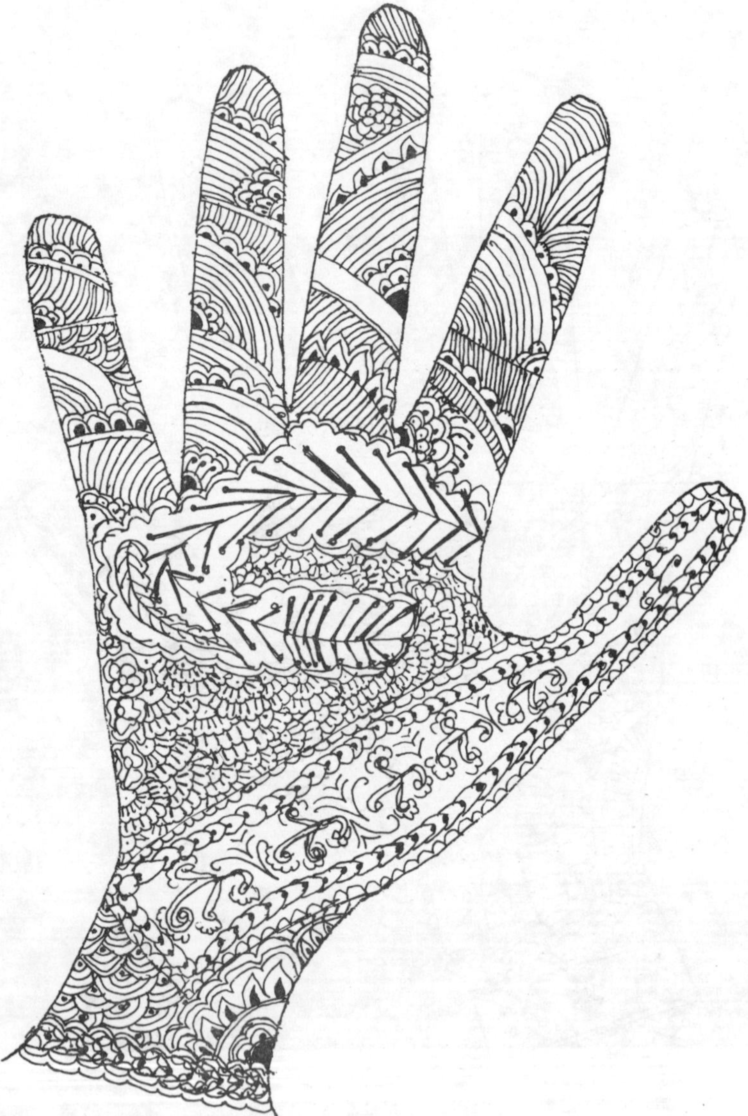

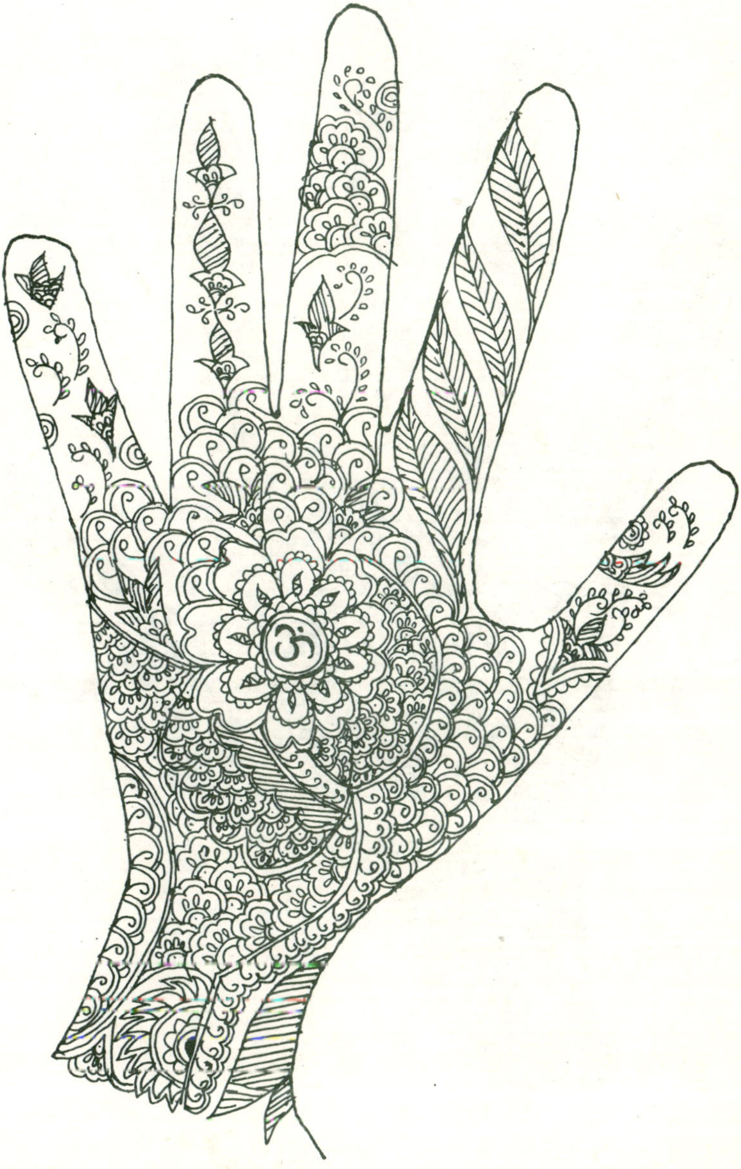

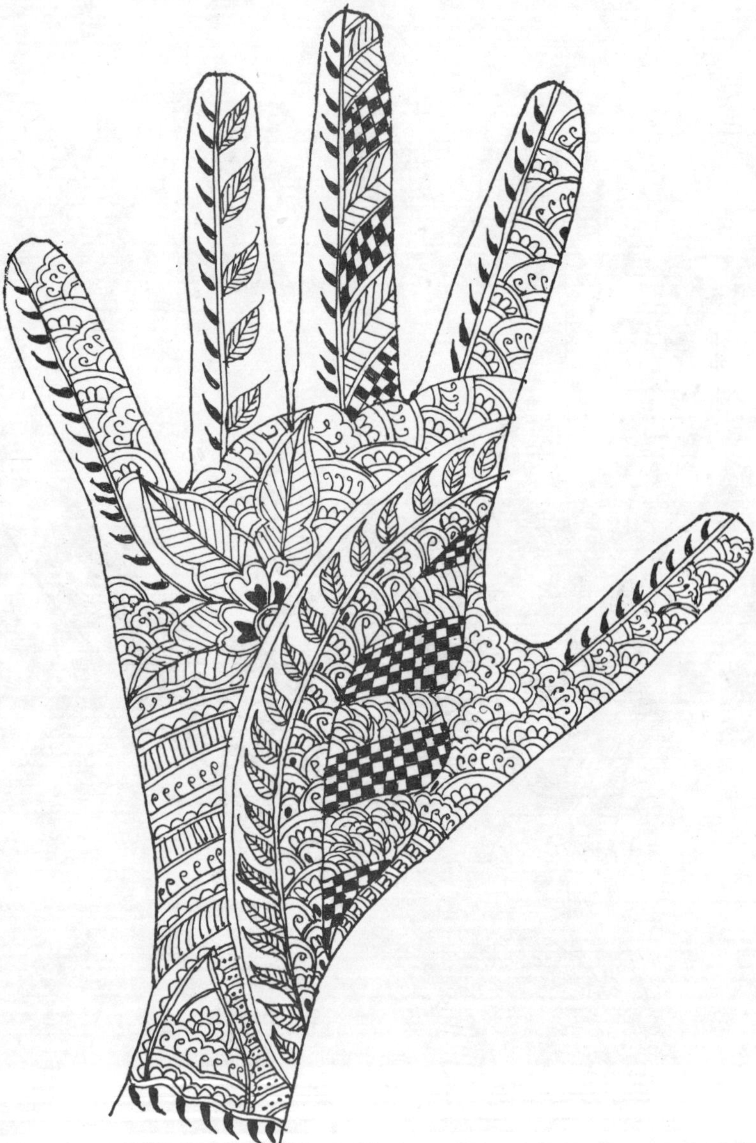

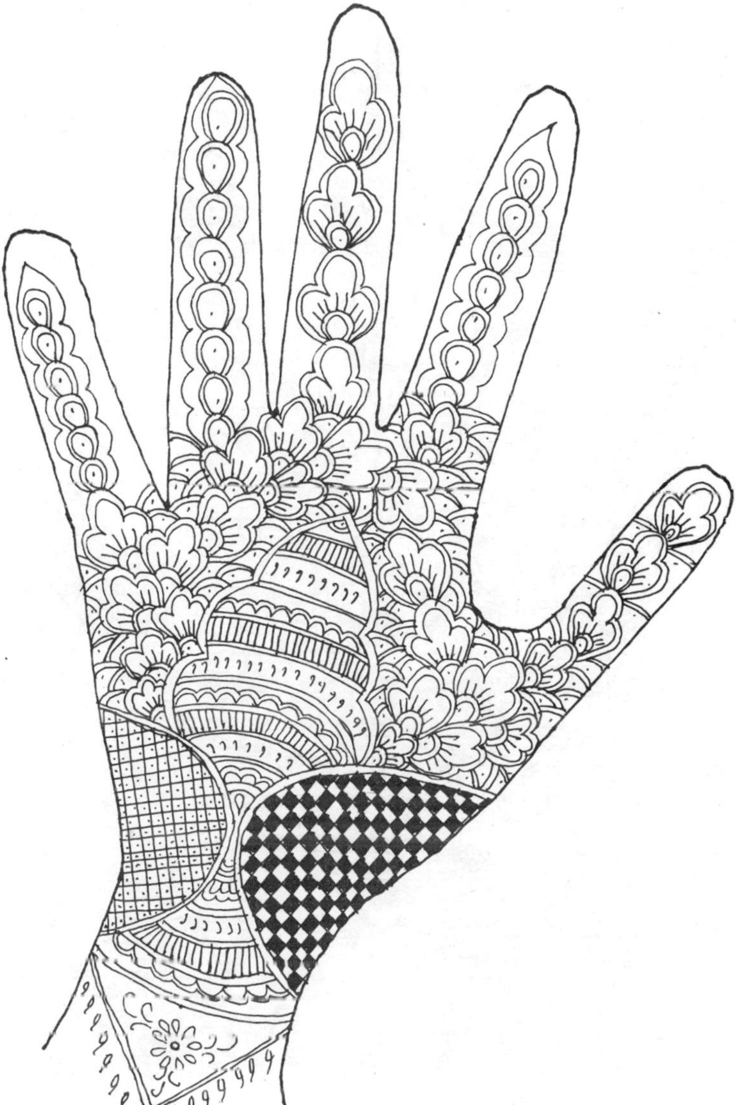

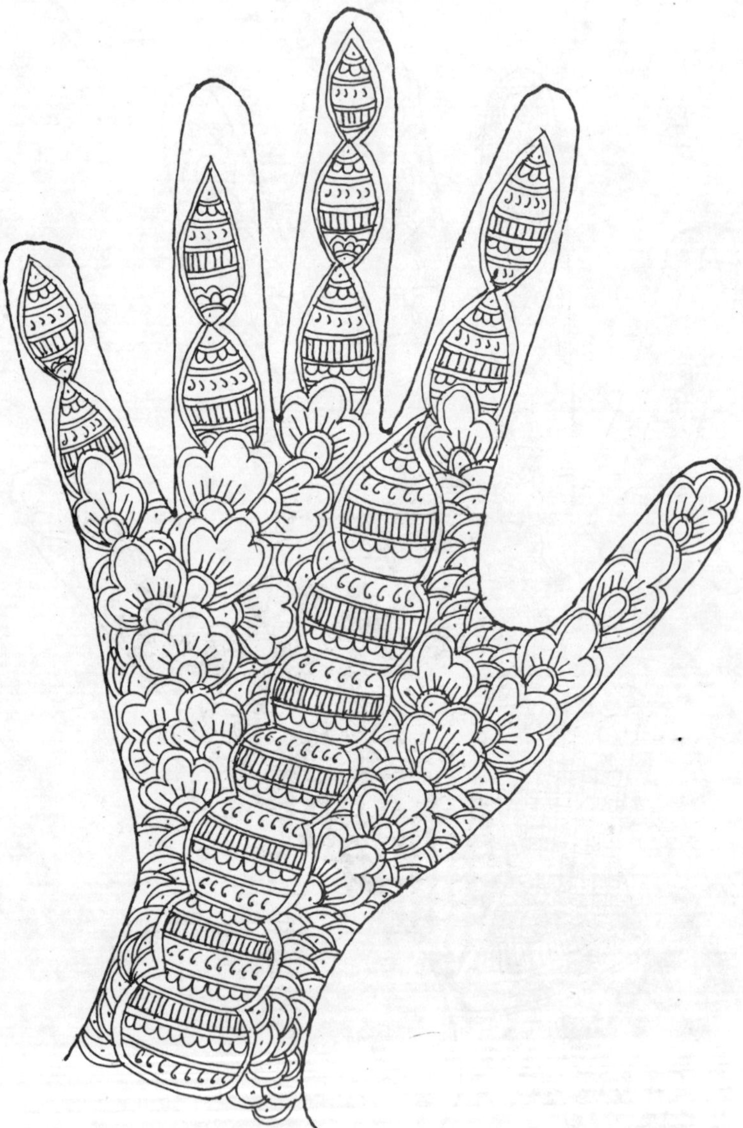

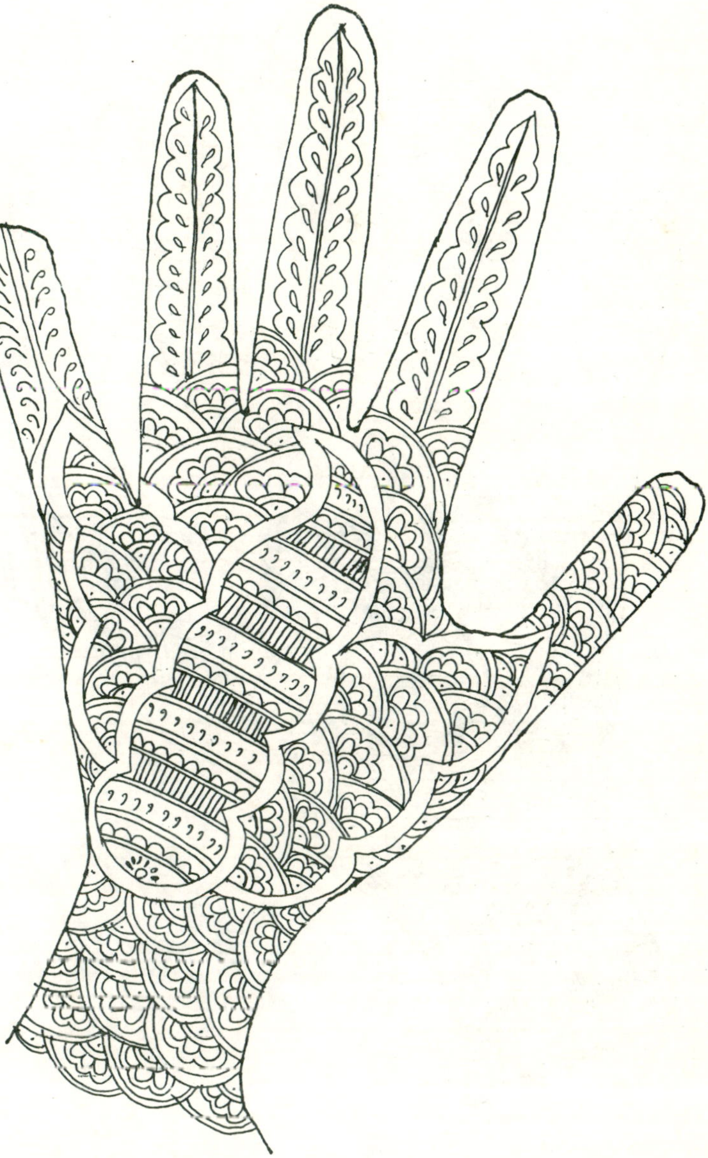

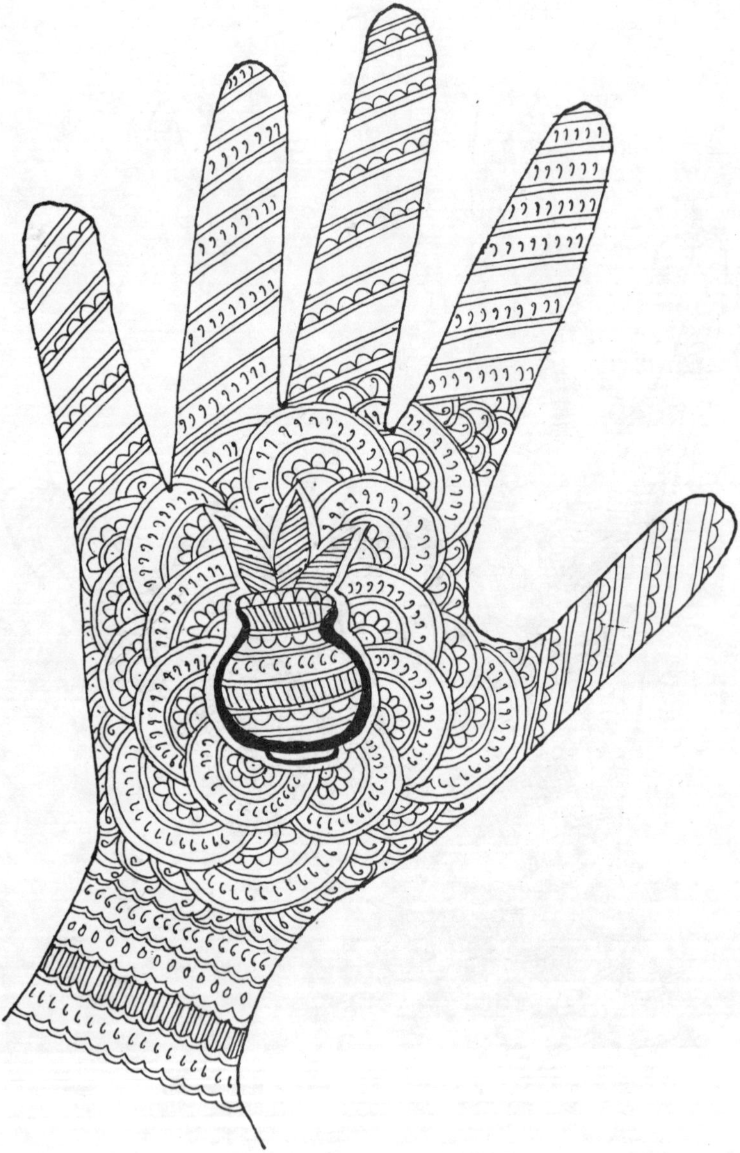

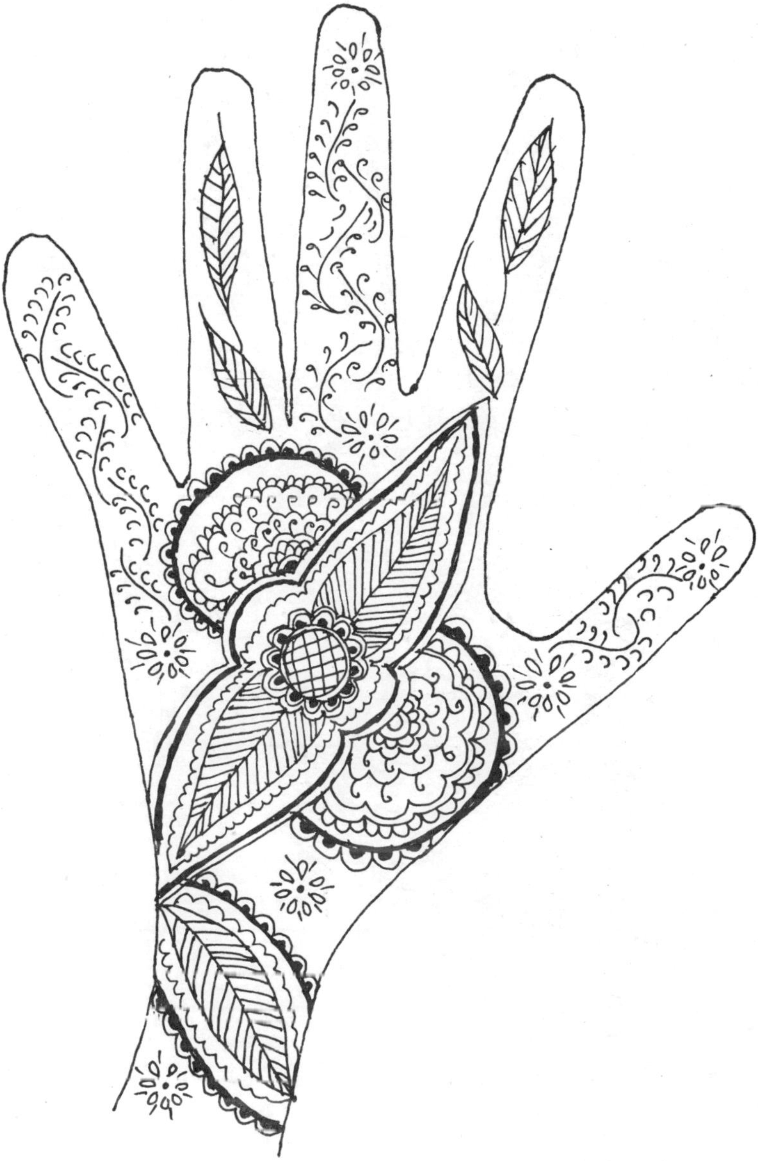

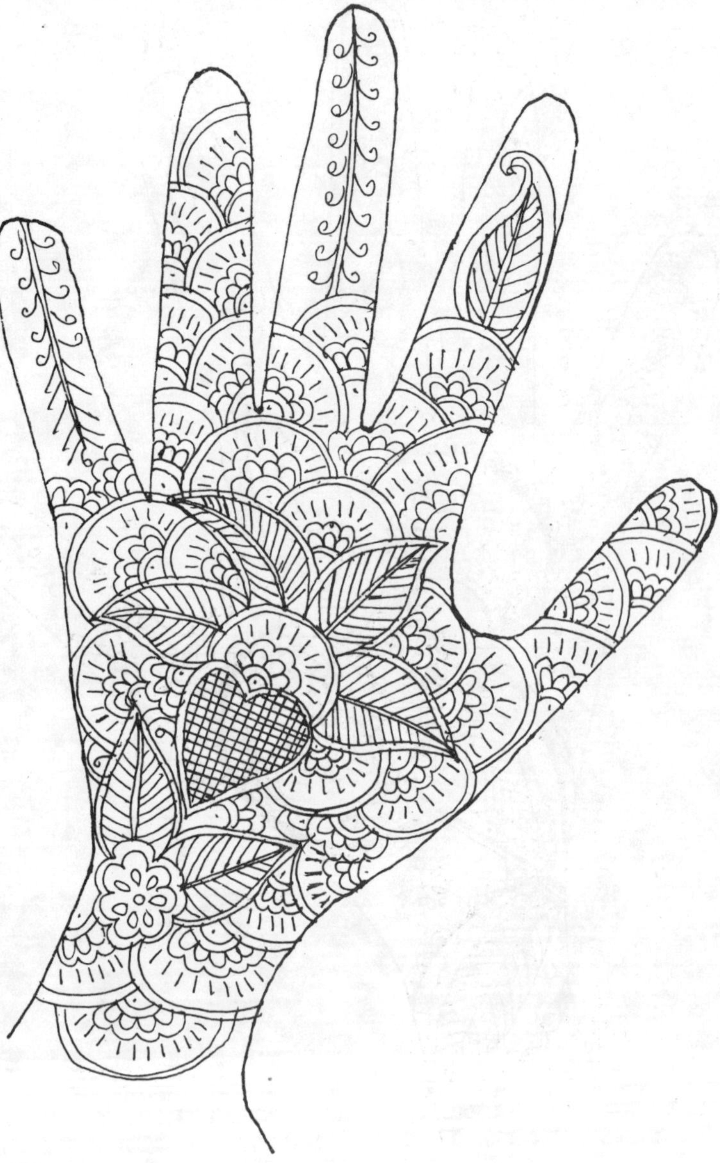

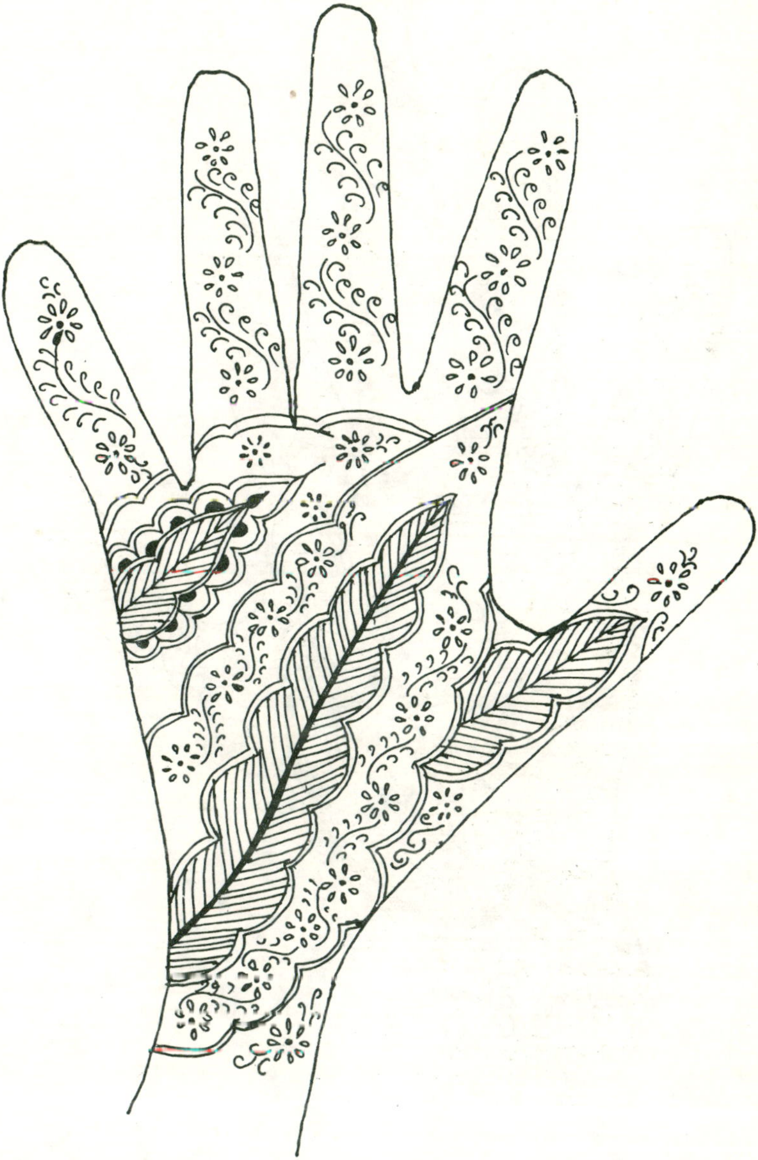

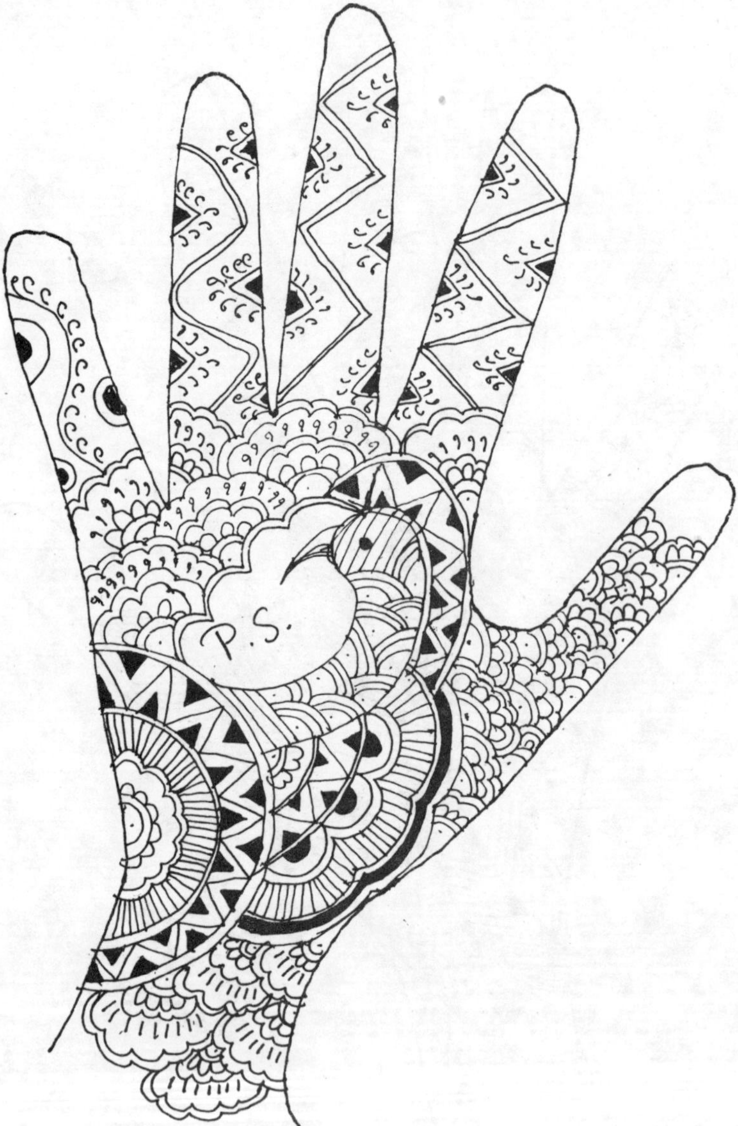
P.S.

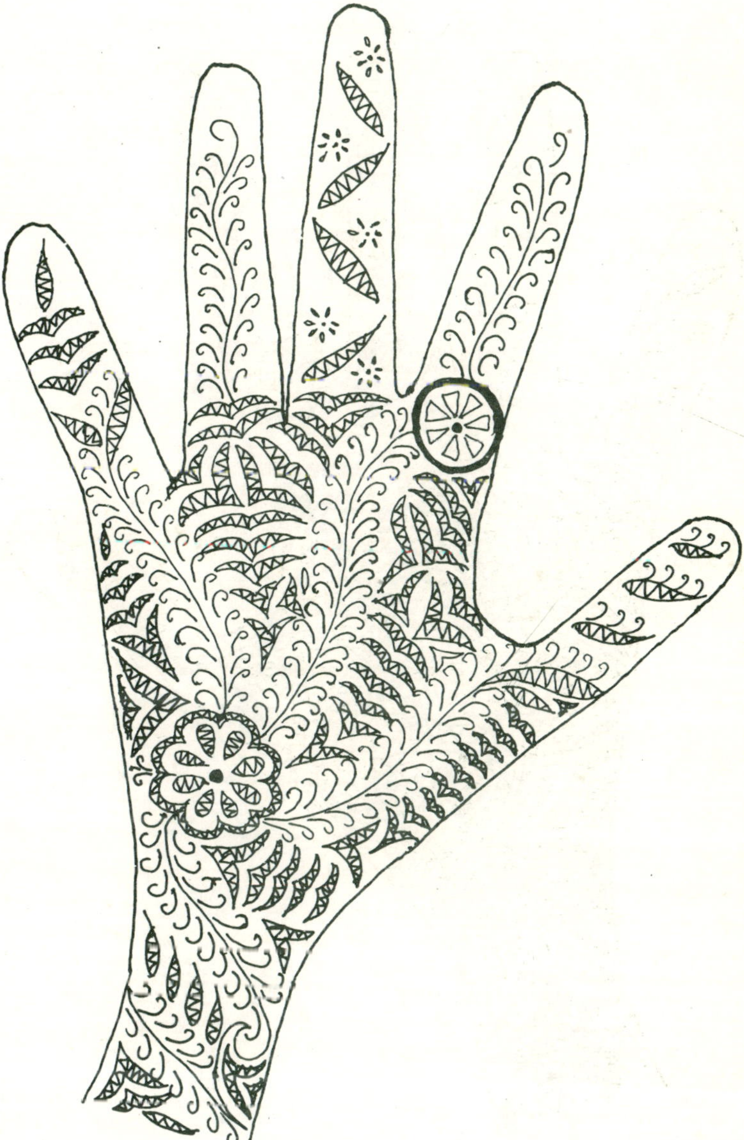

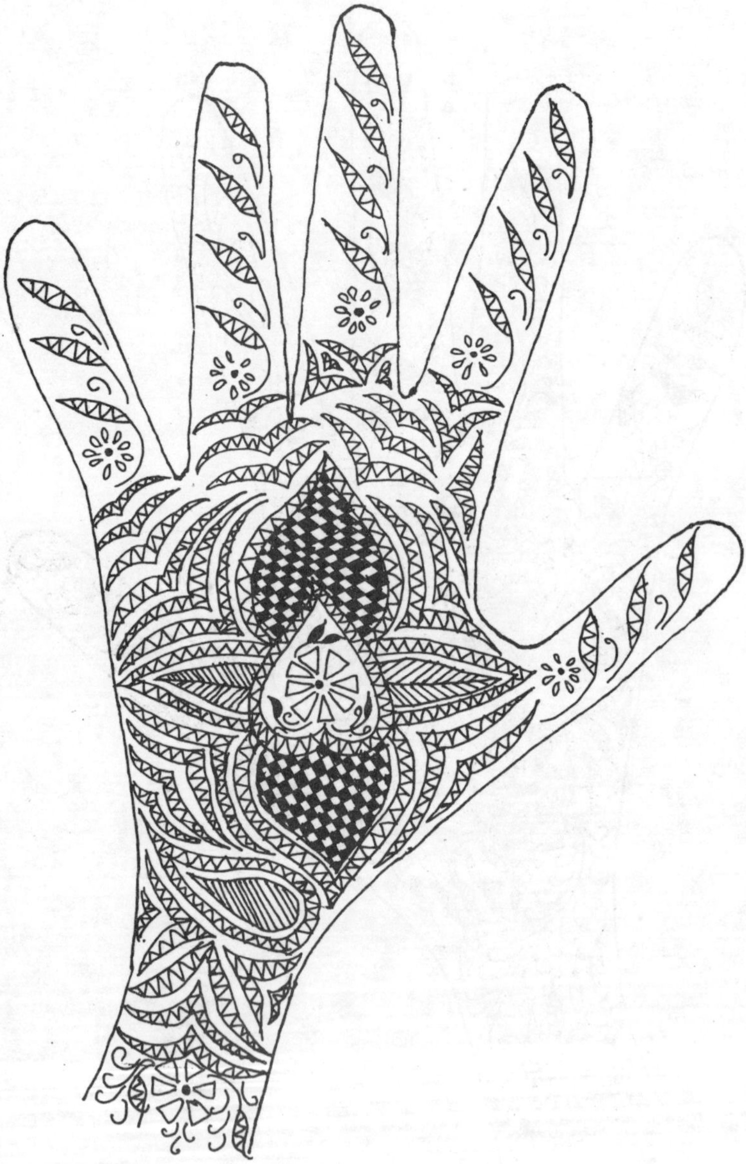

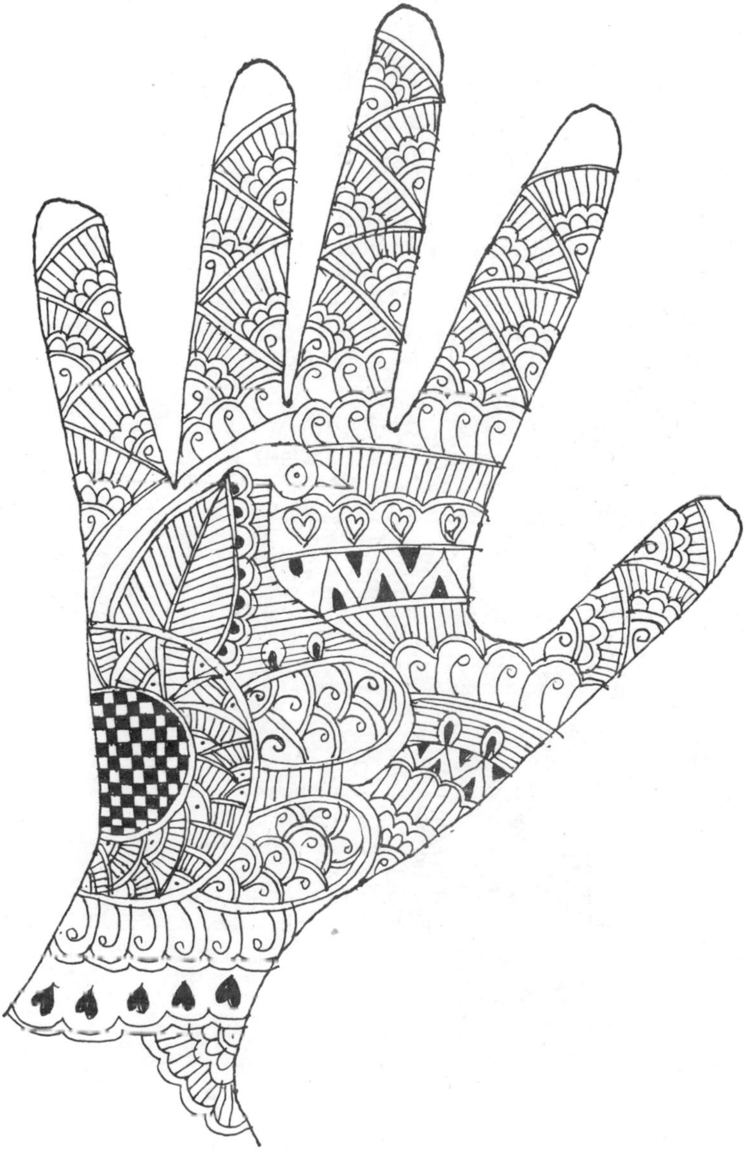

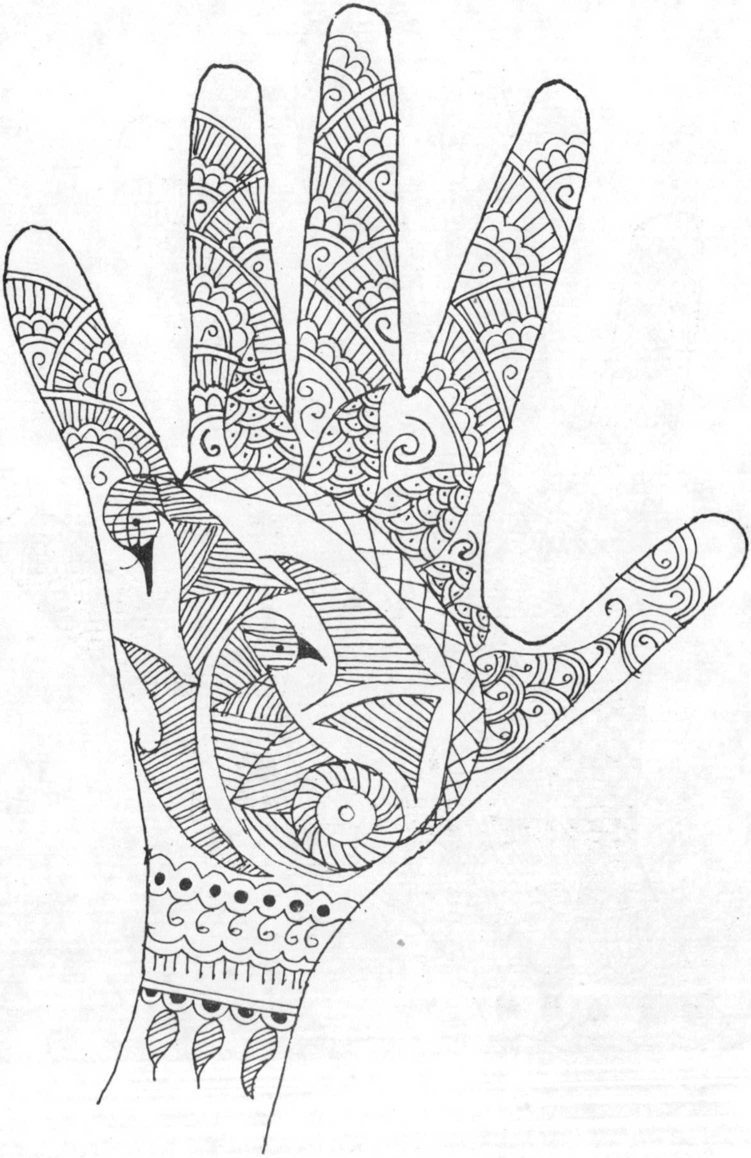

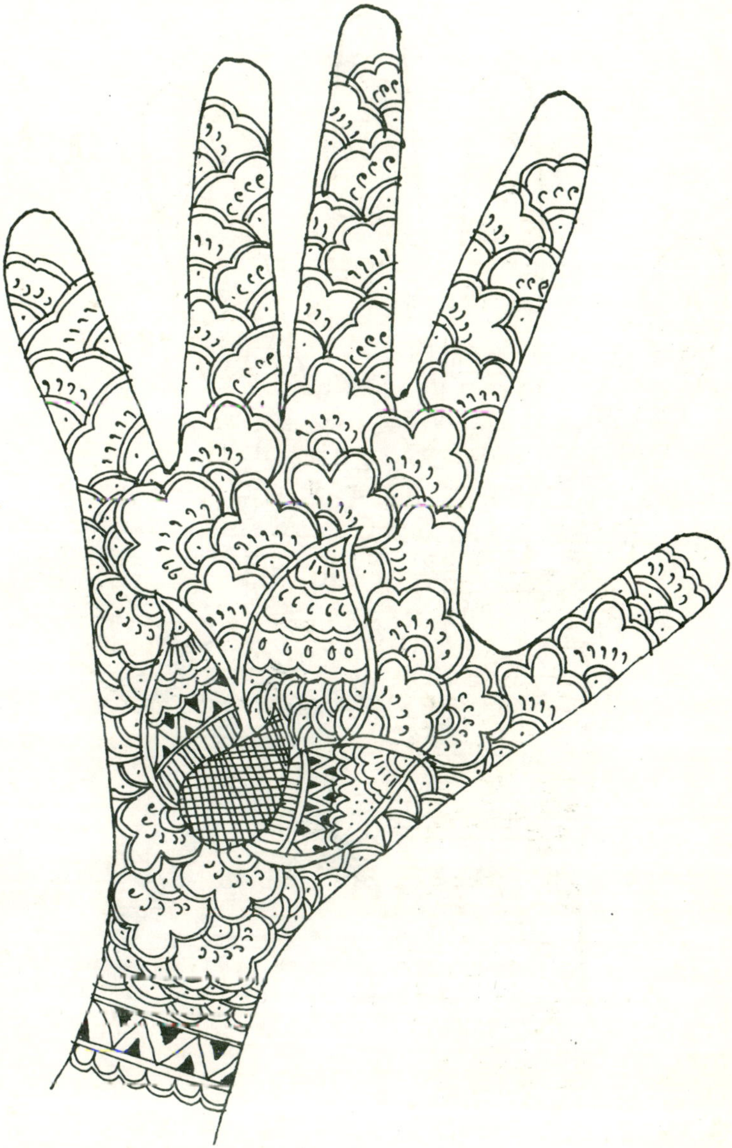

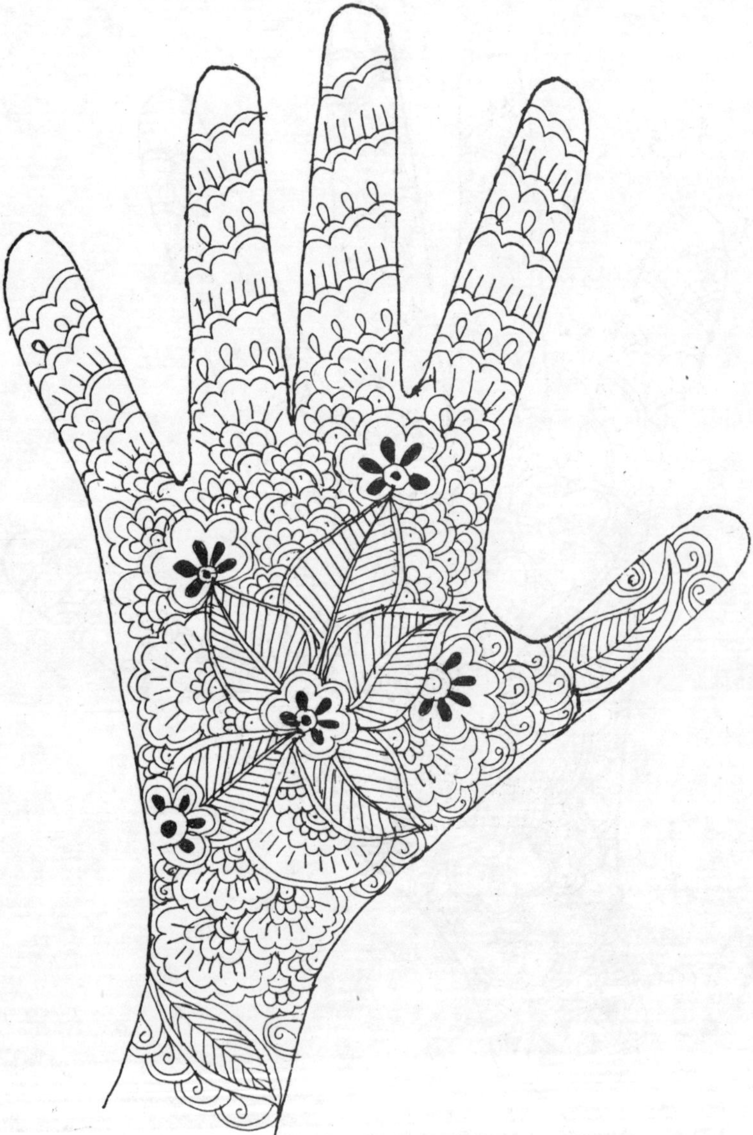

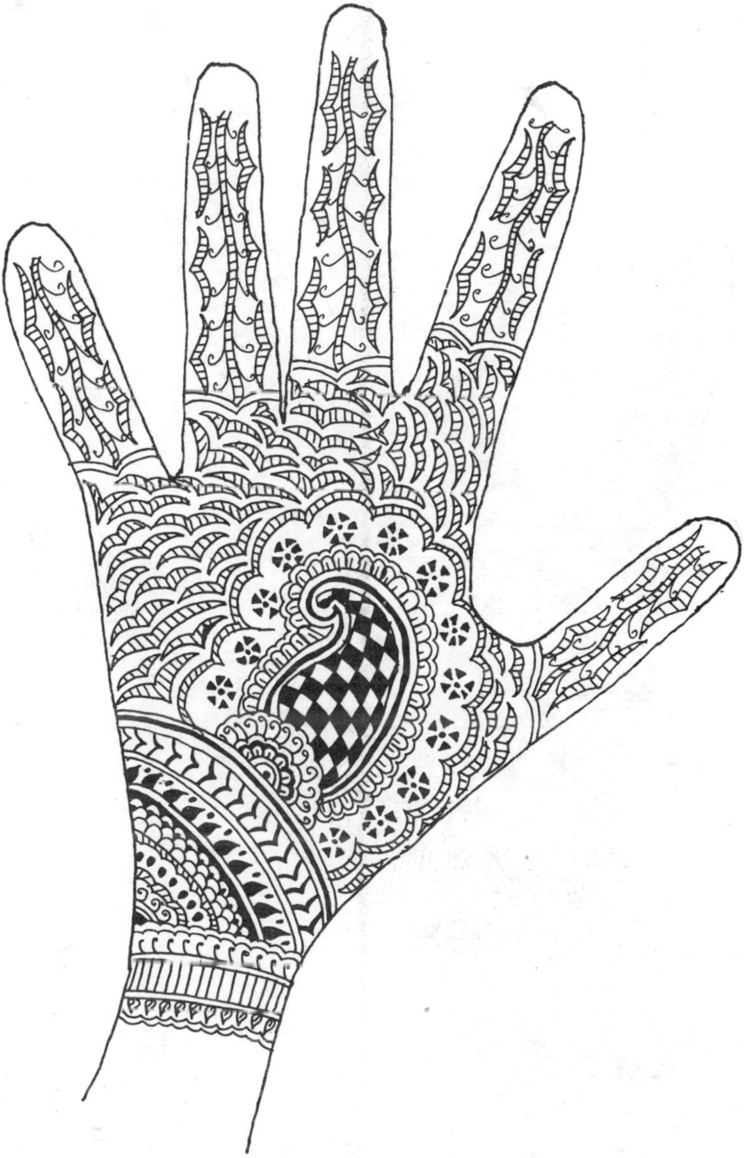

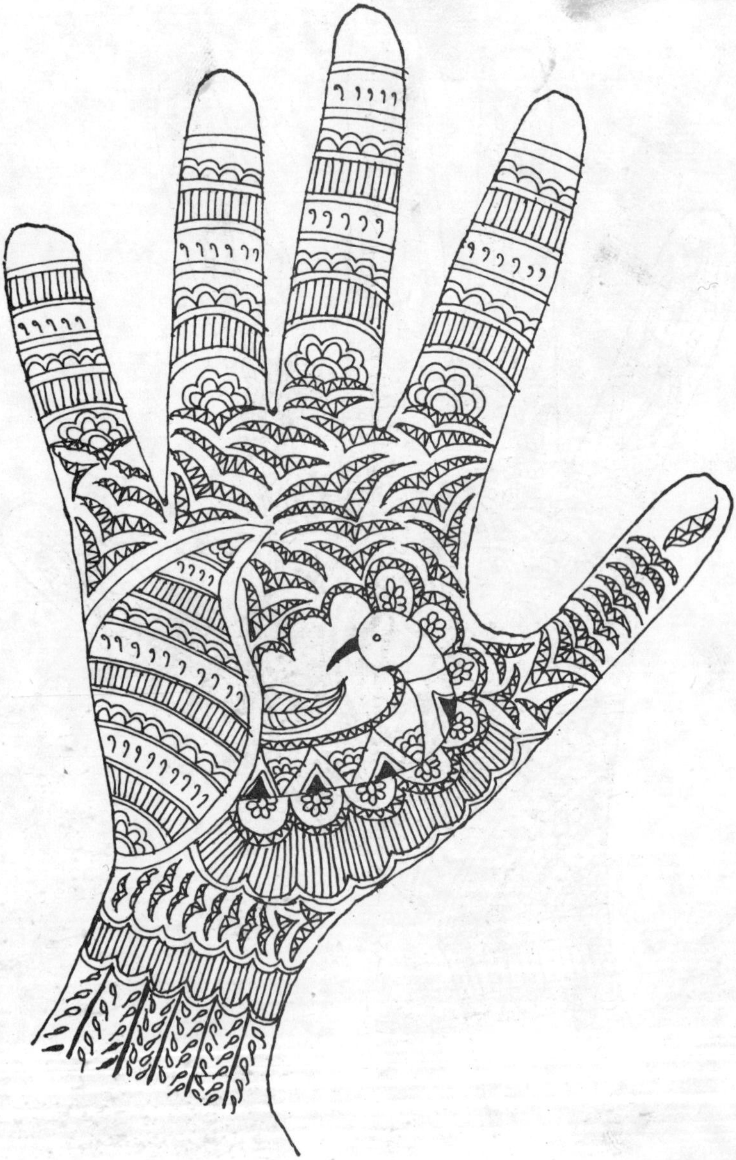